GUIDE PRATIQUE

ET RAISONNÉ

D'HYDROTHÉRAPIE

MINÉRALE

SOUS LE RAPPORT

DU CHOIX DE LA STATION

PAR LE Dr J. VACHER

Médecin consultant aux Eaux de CAUTERETS (Hautes-Pyrénées)
Docteur de la Faculté de Paris, ex-externe des Hôpitaux
Médaille de bronze de l'Assistance publique
Membre de Sociétés savantes

Prix : 1 fr. 25 c.

PAU ET CAUTERETS

CAZAUX, LIBRAIRE-ÉDITEUR

—

1877

·GUIDE PRATIQUE

ET RAISONNÉ

D'HYDROTHÉRAPIE

MINÉRALE

Angoulême, Imp. G. CHASSEIGNAC et Cᵉ

GUIDE PRATIQUE

ET RAISONNÉ

D'HYDROTHÉRAPIE
MINÉRALE

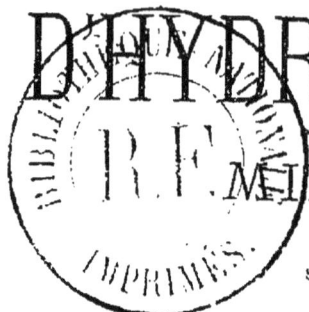

SOUS LE RAPPORT

DU CHOIX DE LA STATION

PAR LE Dr J. VACHER

Médecin consultant aux Eaux de CAUTERETS (Hautes-Pyrénées)
Docteur de la Faculté de Paris, ex-externe des Hôpitaux
Médaille de bronze de l'Assistance publique
Membre de Sociétés savantes

Prix : 1 fr. 25 c.

PAU ET CAUTERETS

CAZAUX, LIBRAIRE-ÉDITEUR

1877

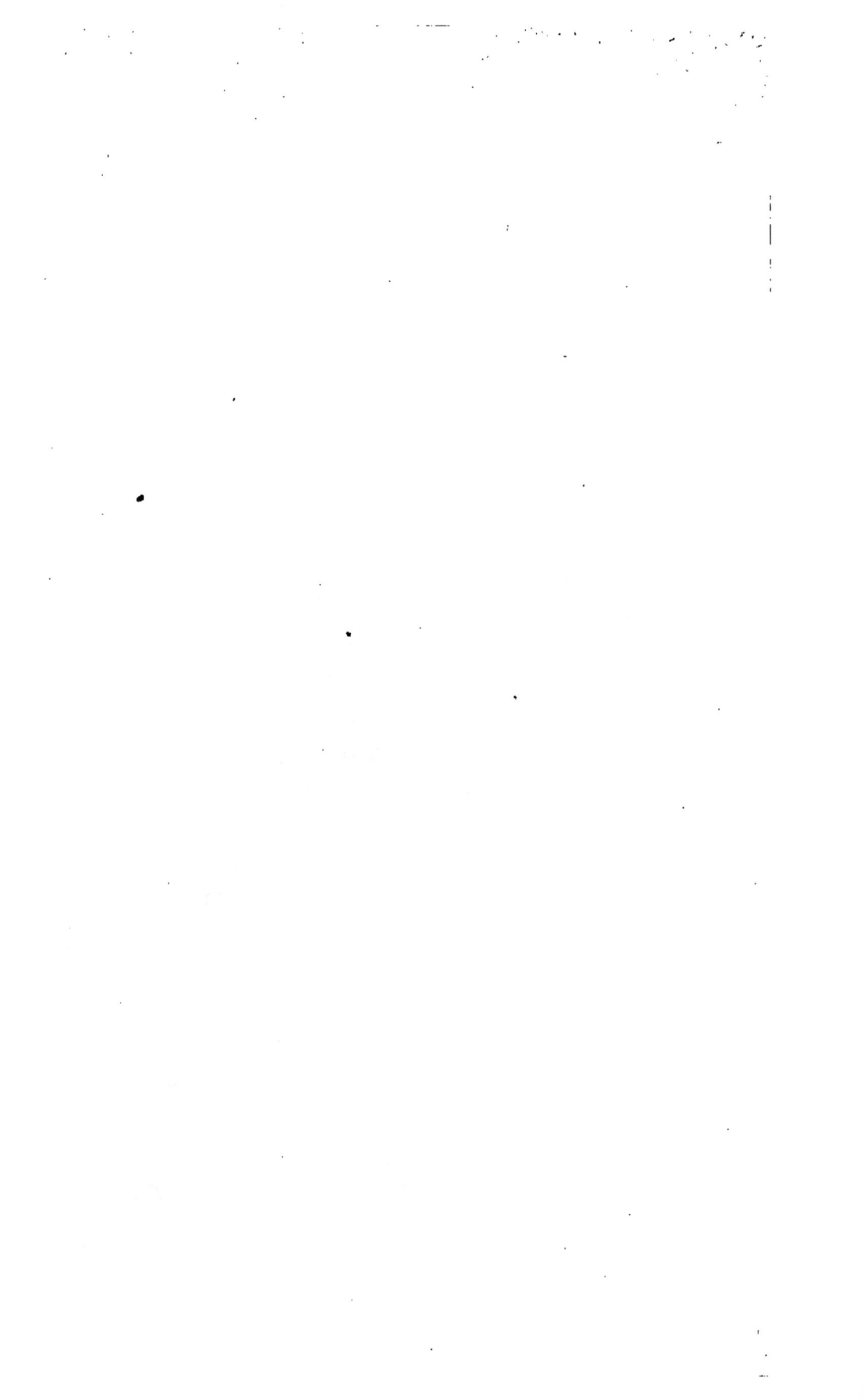

CHAPITRE PREMIER.

GÉNÉRALITÉS.

§ 1er.

Les médecins commettent souvent l'erreur regrettable d'envoyer leurs clients à des eaux minérales qui ne leur conviennent pas, ainsi que j'ai été à même de le constater bien des fois, comme cette année, par exemple, où plus de dix cas semblables sont encore venus à ma connaissance; soit qu'ils ne puissent les supporter, comme lorsque des malades irritables ou névropathes se rendent à Vichy, à Vals, à Barèges, aux bains de mer, etc.; soit que les eaux qu'ils vont prendre aient peu d'efficacité dans les affections dont ils sont atteints ou les aggravent, comme lorsque des femmes lymphatiques, non névropathes et non nerveuses, sont envoyées à Saint-Sauveur pour des lésions utérines atoniques; comme lorsque des hydarthroses énormes, frisant même la tumeur blanche, sont dirigées sur Barèges, des catarrhes vésicaux avec gravelle phosphatique, sur Vichy ou Vals; comme encore quand des angines, des laryngites, des bronchites, des rhumatismes sont adressés aux bains de mer, etc.

1

§ 2.

On doit presque considérer comme un axiome que l'on ne saurait traiter avec succès les maladies chroniques, surtout lorsqu'elles sont diathésiques, sans le concours des eaux minérales, tant elles constituent une médication puissante et efficace dans ces affections.

Sans nul doute, les substances minérales que ces eaux renferment sont un agent puissant de leur activité thérapeutique; mais comme les expériences prouvent que de toutes les eaux placées dans leurs conditions normales les eaux minérales sont celles qui sont le siége des phénomènes électriques les plus accentués, et que par conséquent si toutes les eaux à leur état naturel sont des *choses vivantes*, ce qui est incontestable, celles-là doivent être classées au premier rang sous ce rapport, il est permis de conclure qu'elles sont peut-être plus redevables encore de leurs propriétés et de leur énergie thérapeutique à leur qualité de chose vivante qu'à leurs principes minéralisateurs.

Les expériences et l'observation prouvent, en outre, que non-seulement les eaux vivent comme les animaux et les végétaux, et peuvent comme eux se diviser en classes et en espèces renfermant des individus doués de vertus communes et différentes, mais aussi que, comme eux encore, elles meurent et perdent ensuite plus ou moins rapidement les propriétés dont elles sont douées ; ce qui arrive lorsqu'elles sont soustraites à leurs conditions naturelles, c'est-à-dire dès qu'on les a puisées.

Cela explique pourquoi l'eau potable est mauvaise et malsaine si elle est vieille tirée ; pourquoi des eaux à peine minéralisées sont cependant parfois très actives ; pourquoi des eaux minérales ayant souvent la plus grande analogie dans leur composition chimique sont douées de propriétés différentes ; pourquoi enfin celles qui sont prises à la source produisent des effets toujours bien meilleurs que les mêmes transportées ou imitées, et souvent même différents.

§ 3.

Comment les eaux minérales agissent-elles sur l'organisme dans la cure des maladies chroniques ?

Une maladie aiguë ou chronique est toujours le résultat de troubles fonctionnels occasionnant le plus souvent plus ou moins vite des lésions organiques ; et les troubles fonctionnels ayant lieu du côté de la peau, de la caloricité, des sécrétions, des systèmes circulatoire, nerveux, digestif, de la végétation organique, etc. (1), résultent eux-mêmes

---

(1) Les unes ou les autres de ces fonctions tombant en langueur, le sang se trouve vicié : par le fait de matières qui ont subi une élaboration incomplète, comme dans la goutte, où la dénutrition se fait mal ; ou qui sont non éliminées,

d'un amoindrissement local ou général de la vitalité de l'organisme, de la résistance vitale, soit par le fait de mauvaises conditions hygiéniques, comme le froid, l'humidité, le défaut de lumière solaire, la nourriture insuffisante, etc., qui affaiblissent directement l'économie, parce qu'alors les fonctions organiques languissent et s'exécutent mal; soit par le fait d'excès de travail, d'excès vénériens, d'excès de boissons, etc., usant les forces organiques par l'excitation excessive à laquelle ils donnent lieu; soit par l'usage intempestif et sans règle des médicaments déprimants, comme l'éther, le chloroforme, etc., qui enrayent la végétation organique et amoindrissent la sensibilité générale (Cl. Bernard); soit enfin par le fait d'une débilité organique locale ou générale, héréditaire ou innée.

Beaucoup d'énergie vitale et une grande vigueur organique chez les individus se reconnaissent à ce que toutes leurs fonctions s'exécutent bien et se laissent difficilement déranger par n'importe quelle cause; et ce sont ces sujets résistant au chaud, au froid, à la fatigue, aux excès, etc., sans en être pres-

---

comme dans le rhumatisme, où la peau fonctionnant incomplétement, les acides de la sueur sont retenus dans la circulation; ou qui sont suroxydées, comme dans la scrofule, où la nutrition languit pendant que la dénutrition est trop active; et cet état anormal du sang et des fonctions amène les crises aiguës ou chroniques, qui aboutissent fatalement tôt ou tard aux lésions organiques, et qui ne sont que des efforts de la nature, trop souvent impuissante, tendant à remettre plus ou moins violemment tout en ordre ou à y suppléer.

que incommodés, qui sont le moins atteints par les maladies, même par celles qui sont épidémiques, pour la raison bien simple que l'économie est alors toute-puissante pour maintenir l'harmonie entre toutes ses fonctions.

Les médicaments non pas palliatifs, mais véritablement curatifs, comme la quinine et la strychnine pour les maladies aiguës, et les arséniates, les iodures, les sulfures, les chlorures, les phosphates, les ferrugineux, l'huile de morue, pour les maladies chroniques, agissent principalement en relevant le ton de la vitalité générale, amoindrie dans toutes les maladies.

Les eaux minérales, comme ces remèdes, guérissent non-seulement en portant leur action sur les lésions organiques, mais encore et surtout en relevant la vitalité locale et générale ; car il est à remarquer que quelle que soit la manière dont elles agissent sur les fonctions, que ce soit principalement en calmant celles qui sont surexcitées ou en excitant celles qui sont dans l'atonie, leur action, locale sur elles et générale sur l'organisme, se résume toujours, en fin de compte, en un effet tonique, reconstituant. Bordeu exprimait le fait d'une façon bien juste et bien profonde pour les eaux des Pyrénées, quand il disait qu'elles avaient sur l'organisme une action de *remontement général;* et, aurait-il pu ajouter, de remontement local.

Il en résulte que les eaux minérales ont la propriété de fortifier les constitutions et les fonctions

délicates et débiles, de prévenir les lésions organiques, et de les guérir lorsqu'elles existent.

§ 4.

Lorsque le médecin ordonne à un malade d'aller
aux eaux pour une maladie chronique, comme la
goutte, la chlorose, un rhumatisme, une derma-
tose, une dyspepsie, une bronchite, un engorgement du foie, etc., il n'est certes pas en peine pour
indiquer une station thermale, car nous trouvons
que les maladies se traitent à peu près toutes par
les cinq classes d'eaux minérales que nous admet-
tons (1); mais il doit être bien embarrassé pour
choisir celle qu'il faut réellement à son malade.

On ne saurait contester, en effet, que deux ou
plusieurs espèces d'eaux minérales de classes différentes, agissant avantageusement sur la même
affection organique, n'aient le plus souvent une
action diamétralement opposée sur l'économie, ce
qui indique clairement qu'il faut autre chose que
la lésion organique pour déterminer la station d'eau
qui convient à un cas donné. C'est ce qu'un exemple nous fait aisément comprendre.

_____

(1) Nous adoptons la même classification que M. Durand-
Fardel, comprenant cinq classes d'eaux minérales, qui sont :
1° les bicarbonatées; 2° les sulfurées; 3° les chlorurées; 4° les
sulfatées; 5° les ferrugineuses.

Prenons, si l'on veut, une affection utérine.
La malade peut être :

a

Non lymphatique et de tempérament sanguin;
ou lymphatique, mais goutteuse, graveleuse ou
acidique (1). Puis de forte ou de faible complexion;
nerveuse et irritable et même névropathe ou non;
atteinte d'une lésion parenchymateuse, comme un
engorgement, ou d'une lésion membraneuse, comme
une inflammation de la muqueuse, etc.

C'est parmi les bicarbonatées que nous choisissons la station d'eau minérale qu'il faut prescrire
ici, parce que la malade est non lymphatique et de
tempérament sanguin; ou lympathique, mais goutteuse, graveleuse ou acidique, et que ces eaux sont
spécifiques de ces états physiologiques ou morbides.

(1) Chez les acidiques l'urine est presque constamment
chargée d'acide urique ou d'urates alcalins, très acide, épaisse
dense, jaune ou rougeâtre, et laisse déposer par le refroidis-
sement, sur les parois et au fond des vases, des sédiments le
plus souvent rouges de brique plus ou moins abondants, qu'on
peut provoquer par l'addition de quelques gouttes d'acide
nitrique sous forme de poudre rouge, parfois jaune, qui se
redissout dans un excès d'acide nitrique ou par l'ébullition,
ce qui n'arrive pas pour l'albumine.

L'acidisme réclame l'usage des alcalins, et se rencontre
généralement chez les adultes et les gens âgés dans les maladies aiguës et la goutte, la gravelle, le diabète, le rhumatisme et l'herpétisme non arrivés à l'état cachectique :
maladies de richesse physiologique.

Mais si ce sont là des indications précises à l'usage de ces eaux, envisagées d'une manière générale, elles ne nous disent pas lesquelles il faut prendre; et c'est ce que les autres considérations vont nous permettre de savoir.

S'agit-il, avec le tempérament sanguin sans lymphatisme, ou le tempérament lymphatique accompagné de goutte ou de gravelle, que la lésion soit parenchymateuse ou membraneuse, ou le tempérament lymphatique simplement accompagné d'acidisme, mais alors en même temps d'une lésion organique parenchymateuse, parce que les lésions organiques des lymphatiques acidiques qui ne sont que membraneuses relèvent des sulfurées (1); s'agit-il, dis-je, d'une personne de bonne complexion, non irritable et non névropathe, on doit employer les eaux fortement minéralisées et excitantes de Vichy ou de Vals; le tempérament, la diathèse ou

(1) On m'objectera peut-être que des lymphatiques acidiques et même alcaliniques, atteints d'affections organiques purement membraneuses, se trouvent souvent bien des bicarbonatées, comme celles du Mont-Dore, par exemple, et même de Vichy ou de Vals. Sans doute, surtout lorsque les maladies tiennent à des conditions hygiéniques défavorables, puisque ces eaux, en outre de leurs principes alcalins, renferment de l'arsenic et du chlorure de sodium, qui ne sont pas sans modifier avantageusement le lymphatisme; mais il n'en est pas moins vrai que lorsque les affections sont dues principalement au tempérament lymphatique, à un état diathésique rhumatismal, catarrhal, herpétique ou scrofuleux, les bicarbonatées sont presque de nul effet.

la nature anatomique de la lésion organique, avec la complexion, demandant ici ces eaux énergiques, qui sont alors parfaitement supportées.

Mais là malade, les autres conditions étant les mêmes que précédemment, est-elle de complexion délicate, ou irritable, ou névropathe, il faut rejeter ces eaux, qui sont ici trop fortes et ne seraient pas supportées, et prescrire plutôt les eaux sédatives de Néris, par exemple, parce qu'il s'agit avant tout d'user d'une médication qui soit tolérée, en admettant que l'état nerveux ne réclame pas par lui-même cette médication spéciale.

Ajoutons que les sujets dont nous parlons sont généralement adultes ou âgés, parce que le tempérament sanguin, la goutte, la gravelle et les lésions parenchymateuses avec acidisme, comme l'acidisme lui-même, qui réclament l'usage des bicarbonatées, ne se rencontrent guère avant ces âges.

b

Très lymphatique, très scrofuleuse ou alcalinique (1). Puis de forte ou de faible complexion; ner-

---

(1) [Chez les alcaliniques l'urine est à peine colorée, souvent louche et opaline comme du lait, presque toujours avec un léger nuage blanchâtre ou un dépôt pulvérulent au fond du vase que l'ébullition seule fait souvent paraître. Alors ce liquide est blanchâtre, trouble et floconneux à un tel degré qu'on pourrait croire à la présence de l'albumine, si l'addition d'une goutte d'acide nitrique, dans la liqueur bouillante,

veuse, irritable, et même névropathe ou non; atteinte d'une lésion parenchymateuse, comme un engorgement, ou d'une lésion membraneuse, comme une inflammation de la muqueuse, etc.

C'est parmi les chlorurées que nous choisissons la station d'eau minérale qu'il faut prescrire ici, parce que la malade est très lymphatique, très scrofuleuse ou alcalinique, et que ces eaux sont spécifiques de ces états physiologiques ou morbides.

Mais si ce sont là des indications précises à l'usage de ces eaux envisagées d'une manière générale, elles ne nous disent pas lesquelles il faut prendre; et c'est ce que les autres considérations vont nous permettre de savoir.

S'agit-il, avec le lymphatisme accentué ou la scrofule invétérée, que la lésion soit parenchymateuse ou membraneuse, ou avec simplement l'alcaninisme, mais alors en même temps une lésion organique parenchymateuse, parce que les lésions organiques des alcaliniques qui ne sont que membraneuses relèvent plutôt, en dehors du tempérament lymphatique prononcé ou de la scrofule in-

ne lui rendait à l'instant même une limpidité parfaite, après y avoir produit une vive effervescence.

L'alcalinisme contre-indique, en général, l'usage des alcalins et demande celui des acides et des toniques antiscorbutiques, et particulièrement du sel de cuisine et des eaux minérales chlorurées. On le rencontre généralement chez les enfants et les jeunes gens à peine adultes, et dans la scrofule, le scorbut, l'anémie, la chlorose, la tuberculose, l'albuminurie et toutes les cachexies : *maladies de misère physiologique.*

vétérée, des sulfurées ou des chlorurées faibles; s'agit-il, dis-je, d'une personne de forte complexion, non débile, non irritable et non névropathe, on doit employer les eaux fortement minéralisées et excitantes de Balaruc, de Lamotte, de Bourbonne, les bains de mer, etc.; le tempérament, la diathèse ou la nature anatomique de la lésion organique, avec la complexion, demandant ici ces eaux énergiques, qui sont alors parfaitement supportées.

Mais la malade, les autres conditions étant les mêmes que précédemment, est-elle de complexion faible, ou débile, ou irritable, ou névropathe, il faut rejeter ces eaux, qui sont ici trop fortes et ne seraient pas supportées, et prescrire plutôt les eaux faibles et sédatives de Luxeuil ou de Bourbon-Lancy, par exemple, parce qu'il s'agit avant tout d'user d'une médication qui soit tolérée, en admettant que l'état nerveux ne réclame pas par lui-même cette médication spéciale.

Il ne faut pas perdre de vue que les chlorurées, même sédatives, sont facilement irritantes pour certaines affections de leur nature très irritables, comme les ulcères, les fistules, les maladies des os, des articulations et de l'utérus, pour peu que les sujets soient de faible complexion, débiles, nerveux et impressionnables ou névropathes, et qu'il faut alors souvent leur préférer les sulfurées peu fortes, et même celles des sources douces de Cauterets, de Luchon, les eaux de Saint-Sauveur, etc.

Ajoutons que les sujets dont nous parlons sont

généralement jeunes ou à peine adultes, parce que le tempérament lymphatique accentué, la scrofule et l'alcalinisme en dehors de la cachexie ne se rencontrent guère à un âge plus avancé.

Les malades cachectiques étant alcaliniques, ce sont les chlorurées qu'il faut prescrire lorsque la cachexie est survenue dans des cas où sans cela les bicarbonatées seraient indiquées ; particulièrement lorsque les lésions organiques sont parenchymateuses et que les sujets ne sont pas trop débiles.

C

De tempérament lymphatique sanguin, lymphatique nerveux ou lymphatique peu prononcé, qu'il y ait acidisme ou alcalinisme avec ces tempéraments, pourvu que la lésion organique soit simplement membraneuse ou légèrement parenchymateuse en même temps, ou encore qu'il y ait diathèse rhumatismale, herpétique, catarrhale ou scrofuleuse légère. Puis de forte ou de faible complexion ; nerveuse et irritable, et même névrophate ou non, etc.

C'est parmi les sulfurées que nous choisissons la station d'eau minérale qu'il faut prescrire ici, parce que la malade est de tempérament lymphatique sanguin, lymphatique nerveux ou lymphatique peu accentué, atteinte de lésion organique surtout membraneuse, et affectée ou non par les diathèses rhumatismale, herpétique, catarrhale ou scrofuleuse légère, et que ces eaux, qui ne conviennent point aux lésions organiques complétement parenchymateuses, en général, sont spécifiques de ces états physiologiques ou morbides, qu'ils soient accompagnés d'acidisme ou d'alcalinisme.

Comme précédemment, s'agit-il en même temps d'une personne de bonne complexion, non débile, non névropathe et non irritable, c'est parmi les eaux fortement minéralisées que nous prendrons la station, et nous ordonnerons alors les eaux excitantes de Barèges, de Bonnes, les sources fortes de Cauterets, de Luchon, etc., parce que l'on peut user là de ces eaux énergiques, qui sont alors parfaitement supportées.

Mais la malade est-elle de complexion faible, débile, ou irritable, ou névropathe, il faut rejeter ces eaux, qui sont ici trop fortes et qui ne seraient pas supportées, et prescrire plutôt les sources douces de Cauterets, de Luchon, les eaux de Saint-Sauveur, etc., parce qu'il s'agit avant tout d'user d'une médication qui soit tolérée, en admettant que l'état nerveux ne réclame pas par lui-même cette médication spéciale.

Ajoutons que les sujets dont nous parlons peuvent être de tous les âges, parce que le lymphatisme pur et la scrofule se voient dans l'enfance et la jeunesse principalement, et que le lymphatisme associé à l'élément sanguin ou nerveux, et les diathèses rhumatismale, herpétique et catarrhale se rencontrent surtout dans l'âge adulte, sans être rares chez les vieillards.

Les malades cachectiques étant alcaliniques, ce sont les sulfurées qu'il faut prescrire lorsque la cachexie est survenue dans des cas où sans cela les bicarbonatées seraient indiquées ; particulièrement quand les lésions organiques sont membraneuses, parce que c'est surtout dans ces sortes de lésions que les sulfurées sont indiquées, et lorsque, malgré l'état parenchymateux de la lésion organique, il s'agit de malades dont la débilité les empêcherait de supporter les chlorurées.

Disons ici, par anticipation, que l'on rencontre des eaux très alcalines parmi les sulfurées, comme certaines sources de Cauterets, par exemple, et que ce sont ces sources qu'il faut prescrire de préférence aux sujets sanguins ou acidiques ; qu'on en rencontre aussi de très chlorurées parmi ces mêmes eaux, comme celles de Bonnes et certaines sources de Cauterets, et que ce sont ces eaux qu'il faut prescrire de préférence aux sujets lymphatiques, scrofuleux ou alcaliniques ; enfin, qu'il en est, parmi les eaux de cette classe, qui sont à peu près complétement sulfatées, comme certaines sources de Cauterets encore, et que ce sont ces eaux qu'il faut ordonner de préférence aux sujets nerveux, irritables ou névropathes, surtout lorsqu'ils sont acidiques ou affectés de pléthore abdominale, même avec complication d'engorgement des viscères abdominaux et de gravelle.

Nous ferons remarquer que l'exemple que nous avons choisi (affection utérine) n'est pas toujours

applicable ici ; car, ainsi que nous le verrons, ces
sortes d'affections ne sont guère traitées par les
eaux de Barèges, de Bonnes, et même de Luchon,
Barèges et Luchon étant surtout usités dans les
maladies externes et les états morbides généraux
sans localisations internes accentuées, et Bonnes
presque exclusivement dans les affections des voies
respiratoires des sujets lymphatiques ou scrofuleux
non irritables et non névropathes.

d

De tempérament nerveux pur, ou de tempérament nerveux sanguin ou nerveux lymphatique,
mais avec prédominance de l'élément nerveux, accompagné souvent d'irritabilité ou de névropathie,
et sans diathèse goutteuse, rhumatismale, herpétique, catarrhale ou tuberculeuse, avec seulement
de l'anémie ou de l'acidisme et parfois de la gravelle liée ou non à de la pléthore abdominale et
même des engorgements du foie et autres viscères
abdominaux (âge de retour surtout); ou encore de
l'alcalinisme lié à de la chlorose et même à de la
scrofule (puberté principalement); que la complexion soit forte ou délicate, la lésion organique
parenchymateuse ou membraneuse, etc.

C'est parmi les sulfatées que nous choisissons la
station qu'il faut prescrire ici, parce que l'élément
nerveux est prédominant dans le tempérament de
la malade, qui peut être en même temps débile, irritable ou névropathe, affectée d'anémie ou d'acidisme

et de gravelle liée ou non à de la pléthore abdominale et même à des engorgements du foie, etc., ou
de chlorose et même de scrofule ; et que les sulfatées
sont spécifiques de ces états physiologiques ou morbides.

Disons, par anticipation, que les sulfatées sont
douées des mêmes propriétés sédatives que les
eaux faiblement minéralisées des autres classes,
comme celles de Néris parmi les bicarbonatées, les
sources douces de Cauterets, de Luchon, les eaux
de Saint-Sauveur parmi les sulfurées, les eaux
faibles de Luxeuil, de Bourbon-Lancy parmi les chlorurées, que nous avons déjà citées.

Cependant les sulfatées sont généralement plus
sédatives que ces eaux ; et de même que dans toutes
les classes d'eaux minérales il faut préférer celles-ci
lorsqu'il est plus pressant d'agir sur l'irritabilité
ou l'état nerveux du sujet que sur son affection
diathésique ou autre, de même il faut préférer à
toutes les sulfatées lorsque le tempérament nerveux, l'irritabilité ou l'état nerveux du malade sont
assez prononcés pour qu'ils prédominent tellement
sur les états diathésiques ou autres, que même les
eaux faiblement minéralisées de la classe qui est
indiquée ne seraient pas tolérées, principalement
s'il y a anémie ou constipation, à cause du fer que
ces eaux renferment et de leurs propriétés purgatives.

Ce sont des jeunes filles hystériques et scrofuleuses, des femmes principalement, et parfois des

hommes hémorrhoïdaires, pendant l'état adulte et
à l'âge de retour, qui prennent ces eaux, parce que
le tempérament nerveux, l'irritabilité et la névropathie se rencontrent surtout à ces époques de la
vie.

e

De tempérament quelconque, mais affectée de
chlorose prononcée et dominant de beaucoup sur
n'importe quel vice morbide ou autre, ce qui se
rencontre surtout chez les jeunes sujets ; ou d'anémie dominant encore toutes espèces d'états morbides ou autres, surtout s'il y a complication de
flux exagérés, ce qui se rencontre principalement
chez les adultes et les vieillards.

C'est parmi les ferrugineuses que nous choisissons la station d'eau minérale qu'il faut prescrire
ici, parce que la malade est atteinte de chlorose ou
d'anémie idiopathiques auxquelles sont subordon-
nés les autres vices morbides de l'économie, et
que, quelles que soient la complexion et la nature
anatomique de la lésion organique, toutes ces eaux
sont spécifiques dans ces cas.

Disons ici, par anticipation, que les eaux ferrugineuses sont à peine fréquentées, ce qui tient à ce
que la médication par le fer n'est efficace que dans
l'anémie et la chlorose idiopathiques, cas où les
préparations pharmaceutiques de fer sont en général suffisantes, et que d'ailleurs ces maladies sont
beaucoup plus rares que les mêmes états morbides

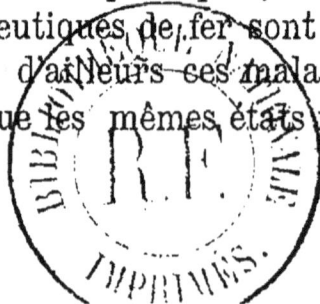

symptomatiques de la goutté, de la gravelle, du rhumatisme, de l'herpétisme, de l'état catarrhal, de la tuberculose, de la scrofule, du lymphatisme, etc. ; auquel cas la médication de l'anémie ou de la chlorose est celle des vices physiologiques ou morbides dont elles dépendent, et où les ferrugineux sont généralement contre-indiqués et même nuisibles, du moins comme médication principale.

Cependant nous dirons qu'à notre avis on délaisse un peu trop ces eaux, dont on n'use guère que transportées, et que même dans ce cas encore on ne les prescrit pas assez souvent; car elles ont l'avantage d'être beaucoup mieux tolérées par les personnes nerveuses et irritables ou névropathes, ou même simplement affaiblies, que les préparations pharmaceutiques de fer, et peuvent, par conséquent, rendre les plus grands services, prises sur place ou transportées, dans les cas de débilité affectant n'importe quels sujets, particulièrement dans les flux bronchiques, vésicaux, utérins, vaginaux, intestinaux, etc. Les propriétés plutôt sédatives qu'excitantes dont elles sont douées, leur faible minéralisation, en général, leur légère astringence et leur action tonique sur les organes et l'économie, sont bien propres, en effet, à les rendre avantageuses dans ces cas, où elles sont très bien tolérées par des organismes affaiblis par des pertes journalières considérables et datant de longtemps, et par des organes naturellement irritables et qu'une longue maladie a encore rendus plus impressionnables en les jetant dans une profonde atonie.

Il est clair que ce que nous venons de dire pour le cas d'une affection utérine s'appliquerait à celle de n'importe quel organe.

Telles sont les considérations générales qui doivent guider lorsqu'il s'agit de faire choix d'une station d'eau minérale.

On remarquera que nous avons dit peu de chose de l'anémie, se rencontrant si fréquemment à titre de complication dans les maladies, et que nous avons été muet sur l'état d'atonie ou d'irritation, avec sensation fréquente et incommode de chaleur du système cutané, qui s'y trouvent également souvent si accentués. Cela tient à ce que cette espèce d'anémie exige l'emploi des eaux les plus ferrugineuses et les plus toniques de la classe qui est indiquée, et que généralement on trouve dans le plus grand nombre des stations des sources capables d'y satisfaire. Ainsi en est-il pour l'atonie du système cutané, qui exige des eaux excitantes de cet organe, en général à température élevée, et pour son irritation, qui demande au contraire des eaux sédatives du même organe, ordinairement à température basse. Du reste, en mentionnant les diverses stations d'eaux minérales, nous indiquerons celles dont les applications sont les plus spéciales à ces états morbides.

Il n'est pas difficile maintenant de comprendre ce que nous avons dit au début de ce chapitre, à savoir qu'il faut autre chose que la lésion organique pour déterminer la station d'eau qui convient à un cas donné.

Quand on dit simplement, en effet, les maladies de tel ou tel organe se traitent à telle ou telle station thermale, on exprime bien peu de chose ; car presque toutes les diathèses peuvent donner lieu à des manifestations morbides sur à peu près tous les organes, suivant l'idiosyncrasie des individus.

Sans doute il est nécessaire de prendre une eau dont l'action spéciale, élective, va se porter sur l'organe malade, mais il ne l'est pas moins de la choisir parmi celles qui en même temps agissent sur les vices diathésiques, de tempérament et autres du sujet, pour les modifier avantageusement.

Résumons-nous en disant que le choix d'une station d'eau minérale doit être la résultante de la constatation : du tempérament et de la complexion du malade ; de l'espèce diathésique ; de l'organe affecté et de la nature anatomique de la lésion ; de l'état acidique ou alcalinique de l'économie ; de l'âge du sujet ; de l'état du système nerveux et de celui des forces ; de l'état du sang (anémie ou non), et de l'état du système cutané.

§ 5.

Pour la plupart des stations d'eaux minérales, le véritable moment de prendre les eaux est l'été, du 20 juin au 10 septembre, c'est-à-dire pendant

environ quatre-vingts jours. Avant comme après
cette époque, le temps est généralement mauvais
dans les montagnes, et la différence de température
entre la nuit et le jour trop accentuée pour que
les malades n'en soient pas incommodés.

La durée du traitement est en général de 20 à
25 jours, rarement de plus, rarement de moins,
et c'est la nature elle-même qui l'a déterminée. En
effet, dans la première semaine du traitement, il y
a souvent de la courbature, de l'agitation et de la
fièvre, dues à la nouveauté de l'impression pour l'é-
conomie, et dont on atténue l'intensité, surtout
quand on a affaire à des sujets débiles ou impressionnables, en prescrivant d'abord les doses les plus
faibles et même les sources les moins actives de la
station. Mais l'organisme s'y habitue très vite et,
sans interrompre le traitement, il survient bientôt
un sentiment de vigueur et de bien-être inaccou-
tumés qui permettent d'user des eaux les plus fortes
et des plus hautes doses pendant dix à douze jours,
après quoi, par le fait de la saturation thermale, à
cette fois, les accidents du début reparaissent et
obligent à terminer là le traitement; avec d'autant
plus de raison que les malades, au lieu de prendre
les eaux avec plaisir, comme au commencement,
où ils ont toujours tendance à en abuser, ne les
prennent plus qu'avec la plus vive répugnance, et
finissent même par ne plus pouvoir en supporter la
moindre quantité.

CHAPITRE II.

Ces eaux sont employées à la fois à l'intérieur et à l'extérieur presque toutes.

§ 1er.

Le principe minéralisateur des eaux de cette classe est le bicarbonate de soude (bicarbonatées sodiques), le bicarbonate de chaux (bicarbonatées calciques), ou ces deux sels par parties à peu près égales (bicarbonatées mixtes).

Ces eaux, toutes alcalines à un assez haut degré, en général, sont antiacides, antiplastiques, antisanguines, antigoutteuses et antigraveleuses. (Voy. p. 7 et 8.)

Leur abus crée une sorte de tempérament lymphatique artificiel et produit l'alcalinisme, la cachexie et la pléthore séreuse.

Sous leur influence, les congestions, les inflammations et les hypertrophies s'effacent par la diminution immédiate des symptômes fonctionnels ou autres, par une action insensible du traitement qui doit être recherchée et favorisée (Durand-Fardel); c'est-à-dire qu'elles sont directement déplétives et résolutives, au lieu de l'être indirectement et par substitution, comme les sulfurées et les chlorurées;

ce qui tient probablement à ce qu'elles favorisent d'une manière toute spéciale la dénutrition.

Les unes sont excitantes et les autres sédatives.

Les premières sont :

Vichy (Allier).

Eau transportée.

14° à 43°. Calculs biliaires, calculs vésicaux, catarrhes utérins et vésicaux, dermatoses, goutte, gravelle, rhumatisme, dyspepsies, gastralgie, entéralgie, entérite, dysenterie, fièvre intermittente, diabète, engorgements du foie, de l'utérus, des ovaires, anémie (?), chlorose (?), migraine, maladies des reins, pléthore abdominale, etc.

Vals (Ardèche).

Eau transportée.

On traite à cette station les mêmes affections qu'à Vichy.

Nommons encore :

Chaudes-Aigues (Puy-de-Dôme), 57° à 80°, où l'on traite les rhumatismes musculaires, les gastralgies, les entéralgies rhumatismales, les paralysies de même nature, les vieilles blessures, les scrofulides, etc., particulièrement chez les sujets dont la peau pâle et froide est dans l'atonie.

Saint-Laurent (Ardèche), dont les eaux ont les mêmes applications.

Toutes les eaux que nous venons de nommer sont bicarbonatées sodiques.

Les bicarbonatées sédatives sont toutes bicarbonatées calciques ou bicarbonatées mixtes. Ce sont (1) :

Pougues (Nièvre).

12º. On la transporte.

Gastralgie, dyspepsie douloureuse, calculs hépatiques et urinaires, catarrhe vésical, glycosurie, gravelle, surtout chez les sujets dont le derme est irrité.

Nommons encore :

Saint-Galmier (Loire). Eau froide, transportée, digestive et de table. Dyspepsie des goutteux, des graveleux et des acidiques sanguins irritables ou névropathes qui ne peuvent supporter celle de Vichy ou de Vals.

Condillac (Drôme). Mêmes applications.

Ussat (Ariége). 30º à 40º. Femmes goutteuses, graveleuses ou acidiques, irritables ou névropathes, affectées de métrite chronique.

Aix (Bouches-du-Rhône). 20º à 35º. Rhumatismes nerveux, vieilles plaies, ulcères chroniques irritables.

Foucaude (Hérault). 25º. Tonique en même temps que sédative. Névralgie, gastralgie, entéralgie, dysenterie, maladies utérines avec grande excitabi-

---

(1) Toutes ces eaux se prescrivent aux goutteux, aux graveleux et aux acidiques sanguins, quand les précédentes, très fortes et excitantes, ne sont pas supportées.

lité douloureuse ou congestive, à toutes les fois que ces affections s'accompagnent d'anémie.

Alet (Aude). 20° à 28°. Eau sédative tonique, comme la précédente, qu'on transporte. Convalescence des maladies aiguës, anémie et chlorose, surtout quand il y a en même temps névropathie.

Les eaux que nous venons de nommer sont toutes bicarbonatées calciques. Les carbonatées mixtes sont :

Néris (Allier).

48° à 52°. Goutte, gravelle, rhumatisme, métrite chronique, acné, urticaire, lichen, prurigo, eczéma, paralysie rhumatismale, gastralgie, névralgie, dysmennorrhée douloureuse, etc., lorsque les sujets sont irritables ou névropathes, surtout quand leur système cutané est dans l'atonie.

Évian (Savoie). 12°. Dyspepsie, gastralgie et affections catarrhales ou calculeuses névropathiques des voies urinaires, comme à Pougues.

Les suivantes sont toutes toniques et conviennent principalement dans les cas compliqués d'anémie. Ce sont :

Mont-Dore (Puy-de-Dôme).

38° à 45°. Eaux toniques, sédatives et résolutives, bicarbonatées, ferrugineuses et arsenicales, qu'on transporte. Conviennent chez les nerveux sanguins sans lymphatisme et anémiques dont le système cutané est dans l'atonie, particulièrement lorsque

leur tempérament est pléthorique et qu'ils sont
affectés de rhumatisme musculaire ou articulaire,
de paralysie rhumatismale, de bronchite chronique,
de catarrhe, d'asthme et même de tuberculose pulmonaire, surtout quand ces affections peuvent être
regardées comme une rétrocession de la goutte, du
rhumatisme ou de l'herpétisme.

Nommons encore :

Royat (Puy-de-Dôme). 20° à 35°. Eau sédative
tonique ordonnée aux sujets anémiques et névropathes dans les maladies du foie, la dyspepsie, la
gastralgie, la leucorrhée et le rhumatisme.

Avéne (Hérault). 28°. Eau sédative tonique.
Impétigo et ulcères des membres inférieurs faciles à
irriter.

Les stations les plus fréquentées de cette classe
sont celles de Vichy, de Vals, de Pougues, de Néris
et du Mont-Dore.

Les eaux les plus usitées transportées sont celles
de Vichy, de Vals, du Mont-Dore, de Pougues, de
Saint-Galmier, de Condillac et d'Alet; ces trois dernières surtout étant des eaux digestives et de table
par excellence.

CHAPITRE III.

DES SULFURÉES.

Ces eaux sont employées à la fois à l'intérieur et à l'extérieur presque toutes.

§ 1er.

Les sulfurées, contrairement à ce qui a lieu pour les bicarbonatées, favorisent la sanguification, la plasticité du sang et l'assimilation ; et leur abus crée une sorte de tempérament sanguin artificiel et produit la pléthore sanguine. Elles sont donc antilymphatiques, et par suite antiscrofuleuses, antirhumatismales, antiherpétiques et anticatarrhales, parce que le lymphatisme favorise ces diathèses, dont les manifestations ont d'ailleurs généralement lieu sur les tissus cutané, fibreux, muqueux et séreux, qui, dans leurs états morbides, sont favorablement modifiés par ces eaux.

C'est par substitution qu'elles agissent en général, en aggravant fort souvent d'abord les maladies qu'elles guérissent ensuite, contrairement à ce qui a lieu et à ce qui doit se produire pour les bicarbonatées, du moins dans la généralité des cas.

Ces eaux sont applicables lorsque les lésions organiques sont purement membraneuses ou peu

parenchymateuses, qu'il y ait acidisme ou alcalinisme de l'économie (voy. p. 7, 9, 10); et aussi
aux maladies de même nature anatomique symptomatiques de la goutte, de la gravelle, ou affectant
des sujets sanguins non lymphatiques, *mais lorsqu'il y a état cachectique,* parce qu'alors l'acidisme a fait place à l'alcalinisme.

Les sulfurées se prescrivent encore dans la syphilis, la chlorose des lymphatiques, les traumatismes,
la débilité, la faiblesse de la constitution lorsque la
complexion est délicate, chez les enfants et principalement chez les jeunes gens pubères (voy. p. 48),
et certaines affections qui, dans des conditions
déterminées, ne supporteraient pas les chlorurées.
(Voy. p. 11, 12, 14.)

On les divise en sulfurées sodiques et sulfurées
calciques, suivant que leurs bases sont de la soude
ou de la chaux.

§ 2.

Sulfurées sodiques.

Ces eaux sont les unes excitantes et les autres
sédatives.

Les premières, où l'on rencontre parfois quelques
sources sédatives, comme à Cauterets et à Luchon,
sont celles de :

Barèges (Hautes-Pyrénées).

18° à 45°. Eaux très excitantes, qu'on transporte.
Maladies externes, comme blessures de guerre,

plaies de cicatrisation difficile, fractures, entorses, luxations négligées ou mal soignées, dermatoses, abcès, fistules, caries, nécroses, maladies articulaires, douleurs, etc., de nature lymphatique, scrofuleuse, rhumatismale ou syphilitique.

Luchon (Haute-Garonne).

18° à 65°. Un peu moins excitantes que celles de Barèges et mieux supportées par les personnes débiles ou nerveuses, pourvu qu'elles ne soient ni irritables ni névropathes. Mêmes maladies qu'à la précédente station et maladies internes générales sans localisation bien déterminée, celles qui sont parfaitement localisées sur un organe, comme le pharynx, le larynx, etc., ne leur convenant guère. Chlorose des lymphatiques et faiblesse de la constitution.

Excellentes dans les dermatoses invétérées lorsque le sujet n'est pas très irritable, et bien supérieures alors à celles de Barèges, en général trop excitantes pour les maladies cutanées.

Eaux-Bonnes (Basses-Pyrénées).

12° à 32°. Eaux très excitantes, qu'on transporte.

Traitement des maladies des voies respiratoires, et surtout de la phthisie, chez les sujets peu sanguins, peu nerveux, de constitution molle et lymphatique, en général de forte complexion et à habitude scrofuleuse.

Cauterets (Hautes-Pyrénées).

25° à 60°. Sources excitantes et sources sédatives; sulfuro-alcalines, sulfuro-chlorurées, et même sulfatées.

Station des plus importantes par le grand nombre de ses sources, la variété de leurs propriétés thérapeutiques (voy. p. 14) et la diversité de leur action élective sur les organes.

Ces eaux sont inférieures à celles de Barèges et de Luchon lorsqu'il s'agit d'états morbides atoniques chez des individus mous et apathiques, surtout lorsque les lésions organiques sont externes; mais elles leur sont supérieures chez une infinité de sujets plus ou moins sanguins ou nerveux, principalement quand ils sont prédisposés aux congestions ou aux crises nerveuses, dans les mêmes cas, et en général chez tous les individus lorsque les lésions sont internes, comme dans le coryza, l'angine, la laryngite, la bronchite, la congestion pulmonaire, la phthisie, l'asthme, la pleurésie, l'emphysème pulmonaire, la pharyngite granuleuse, la gastrite, la gastralgie, l'entérite, l'entéralgie, les maladies de matrice, des voies urinaires, etc.

Les sources excitantes de Cauterets sont les unes antidiathésiques et les autres antidiathésiques et toniques reconstituantes.

Les premières sont :

César, dont on transporte l'eau, et *Les Espagnols,* peut-être les plus alcalines des sulfurées. Diathèses rhumatismale, herpétique, catarrhale et syphilitique, et leurs manifestations externes et internes, particulièrement sur le pharynx, le larynx et les bronches, et surtout chez les individus sanguins et âgés, en général acidiques et même parfois légèrement graveleux; plaies, ulcères, fractures et entorses négligées, etc.

Les Œufs. Sulfuro-chlorurée sodique. Lymphatisme et scrofule et leurs manifestations internes et externes indolentes et atoniques; maladies osseuses, articulaires, ankyloses, luxations, fractures et entorses anciennes, plaies, ulcères, engorgements viscéraux, utérins et autres; faiblesse de constitution.

Pauze-Vieux. Sulfuro-chlorurée sodique. Usitée en bains et en boisson. Lymphatisme et scrofule cutanée, lupus, maladies vaginales et utérines avec engorgement indolent.

L'eau des *Œufs* est très alcaline et celle de Pauze-Vieux ne l'est pas.

Le Pré. Sulfurée très excitante. Rhumatismes indolents, engorgements ganglionnaires, scrofules à la peau, vieilles plaies, abcès, caries, fractures et entorses mal soignées, dermatoses chroniques, affections gastriques et intestinales, maladies des voies urinaires, mais surtout rhumatismes, affections de la peau, et à toutes les fois que l'on veut exciter la transpiration, et principalement chez les sujets lymphatiques dont la peau est dans l'atonie.

Les sources antidiathésiques et toniques reconstituantes sont :

La Raillière.

Source reine des Pyrénées.

Peu sulfureuse, peu chlorurée, peu alcaline, et cependant son activité est telle qu'on l'a surnommée la reine des Pyrénées. On la transporte.

Sujets lymphatiques, anémiques, chlorotiques ou alcaliniques. Précieuse dans les affections des voies respiratoires, et elle rivalise avec le plus grand succès les Eaux-Bonnes dans le traitement de la phthisie, si même elle ne leur est supérieure dans beaucoup de cas, surtout lorsqu'il s'agit d'individus plus ou moins nerveux ou sanguins. « Les « eaux de La Raillière sont beaucoup moins exci-« tantes que les Eaux-Bonnes, et elles exposent « surtout beaucoup moins à l'hémoptysie, » dit M. Constantin James.

Elle est encore des plus efficaces dans les affections surtout nerveuses des voies digestives, les angines chroniques, les catarrhes pulmonaires plutôt secs qu'humides, à l'inverse de *César ;* les dyspnées pulmonaires nerveuses, l'asthme, la pleurésie, la congestion pulmonaire, le coryza, les maladies des bronches et du larynx, les affections passives des organes génito-urinaires, comme la métrite chronique, le catarrhe vésical non lié à la gravelle, le catarrhe utérin, la débilité, les dermatoses sèches, etc.

Mauhourat.

On la transporte.

Chlorurée alcaline peu sulfureuse. Personnes

anémiques ou alcaliniques, surtout de tempérament lymphatique sanguin, dans les pharyngite granuleuse, laryngite chronique, bronchorrée, catarrhe de vessie, blennorrhée, engorgements de matrice et des ovaires, dyspepsie, gastralgie, entéralgie, subinflammation des voies digestives, chlorose, débilité, etc., de nature rhumatismale, herpétique, scrofuleuse, syphilitique, et même goutteuse ou graveleuse, mais seulement lorsqu'il y a cachexie avec ou non engorgement du foie, de la rate, flatulence, embarras gastrique, diarrhée ou constipation, etc.

On peut la boire mêlée au vin, pendant le repas, dans l'embarras gastrique et la dyspepsie atonique.

Les principales sources sédatives de Cauterets sont :

Le Bois. Sédative chlorurée. Affections chirurgicales et cutanées que nous avons énumérées à propos des *Œufs* et du *Pré*, lorsque les malades sont débiles, de faible complexion, irritables ou névrophates, en même temps que lymphatiques ou scrofuleux.

Petit-Saint-Sauveur; *Le Rocher*. Ces deux sources sont des sulfurées sédatives. Affections externes et internes traitées à *César* et aux *Espagnols*, à *La Raillière*, à *Mauhourat* et au *Pré*, lorsque les sujets son débiles, de faible complexion, irritables ou névropathes.

Rieumizet. Sulfatée calcique. État aigu incomplétement éteint ou que les autres sources ont provoqué, maladies nerveuses, rhumatismales, cutanées, vagino-utérines subaiguës, irritations intestinales avec diarrhée ou constipation, hémorrhoïdes, gravelle avec engorgements du foie et autres viscères, constipation, etc., chez les sujets irritables ou névropathes, telles sont les affections traitées par les eaux de cette source, diurétiques et purgatives comme toutes les sulfatées.

Ax (Ariége).

25° à 75°. Eaux excitantes comme celles de Barèges et de Luchon, mais moins qu'elles, et usitées dans les mêmes cas.

Bagnols (Lozère).

30° à 40°. Eau très excitante, ordonnée dans le rhumatisme, la scrofule, la syphilis, les dermatoses, et même la phthisie des individus non nerveux et dont la peau est dans l'atonie complète.

Aix (Savoie).

43° à 45°. Eau excitante, comme la précédente. Dermatoses, abcès, fistules, rhumatisme, paralysies rhumatismales, atrophies musculaires, scrofule, carie, syphilis, catarrhes, etc.

Challes (Savoie).

Eau froide, renfermant de l'iodure de potassium, qui n'est guère usitée que transportée. Elle est très stable, et j'ai constaté qu'une bouteille restée en vidange et débouchée pendant plusieurs jours n'avait rien perdu de ses propriétés. Aromatisée avec du sirop d'écorces d'oranges amères, elle peut remplacer avec avantage l'huile de foie de morue et le sirop antiscorbutique ou de raifort iodé.

Cette eau, qui est très active et douée de propriétés résolutives énergiques, s'emploie dans le lymphatisme, la scrofule, la syphilis, la phthisie, le rhumatisme chronique, le rachitisme, les maladies des os, les ulcères, les fistules, les engorgements des viscères, le défaut d'appétit, la dyspepsie atonique, la débilité, etc.

Les principales sources sédatives des sulfurées sont :

Saint-Sauveur (Hautes-Pyrénées).

9° à 35°. Sédative, tonique et reconstituante. Anémie, chlorose, débilité avec ou non affections utérines, caractérisées par des troubles fonctionnels ou des lésions organiques ; dermatoses, abcès, fistules, ulcères, maladies des os et des articulations ; à toutes les fois que les sujets sont de complexion très délicate, ou irritables, ou névropathes, comme pour toutes les eaux sédatives.

Nommons encore :

Eaux-Chaudes (Basses-Pyrénées). 10° à 36°. Sédatives, toniques, reconstituantes, comme celles de Saint-Sauveur, mais plus actives. Anémie ou débilité avec ou non maladies utérines, scrofule, rhumatisme, syphilis, dermatoses, chlorose, etc.

Amélie (Pyrénées-Orientales). Il y a dans cette

localité, dont le climat est très doux, un traitement d'hiver. 20° à 60°. Sédative. Maladies des voies respiratoires, catarrhe, phthisie, dermatoses, abcès, blessures de guerre, scrofule, rhumatisme, dysenterie, etc., dans les cas où les eaux de Bonnes, de Barèges ou de Luchon seraient trop excitantes.

Le Vernet (id.). Traitement d'hiver. 20° à 55°. Eau un peu plus excitante que la précédente, qui se prescrit dans les mêmes cas et dans la chlorose.

Olette (id.). 30° à 75°. Malades surtout dont le système cutané est dans l'atonie, affectés de névroses, de gastralgie, d'entéralgie, de paralysie rhumatismale, de rhumatisme nerveux, de maladies cutanées dartreuses ou scrofuleuses irritables, comme abcès, fistules, etc., de catarrhe des voies urinaires même avec gravelle, de dysenterie, de syphilis, etc.

Molitg (id.). 20° à 37°. La grande quantité de matière organique que ces eaux renferment les rend tellement grasses et onctueuses qu'on a donné à leurs bains le surnom de *bains de délices*. Presque aussi alcalines que les sources de César et des Espagnols à Cauterets. Conviennent surtout aux névrophates lymphatiques sanguins à système cutané irrité affectés de névroses, de dermatoses humides irritables, de scrofule, de catarrhe vésical même avec gravelle, de paralysie, etc.

La Preste (id.). 36° à 45°. Eaux encore très onctueuses. Rhumatismes, dermatoses sèches, catarrhes les voies respiratoires, et en particulier néphrite excitable, catarrhe douloureux de vessie et névrose du même organe.

§ 3.

Sulfurées calciques.

Ces eaux agissent sur les affections que nous avons vues être modifiées favorablement par les sulfurées sodiques de la même manière qu'elles, mais elles ne doivent être ordonnées qu'aux sujets non sanguins, de tempérament lymphatique prononcé ou atteints de scrofule invétérée, cas où il y a généralement alcalinisme, à cause de leur faible sulfuration, de leur peu d'alcalinité et de leur grande richesse en chlorure de sodium.

Le soufre agissant d'une manière spécifique sur l'herpétisme, et même sur la diathèse rhumatismale et sur l'état catarrhal, les sulfurées calciques, dont la sulfuration est faible, conviennent beaucoup moins bien aux affections profondément diathésiques de nature rhumatismale, herpétique ou catarrhale, que les sulfurées sodiques, avec d'autant plus de raison que les sels de chaux exercent en général sur la nutrition interstitielle des tissus et sur l'économie une action bien moins profonde que les sels de soude.

Les sulfurées calciques sont les unes excitantes et les autres sédatives.

Les premières sont :

Enghien (Seine).

Eau froide, transportée. Tuberculose pulmonaire, herpétisme, rhumatisme, syphilis, catarrhes, abcès, fistules, etc., des sujets lymphatiques ou scrofuleux, ni sanguins, ni irritables, ni névropathes.

Saint-Honoré (Nièvre).

16° à 31°. Affections catarrhales des voies respiratoires, de l'utérus, du vagin, les dermatoses et la phthisie pulmonaire.

Allevard (Isère).

25°. Transportée, très excitante. Dermatoses atoniques, phthisie torpide et autres affections des voies respiratoires des individus ni sanguins ni nerveux, profondément lymphatiques ou scrofuleux.

Nommons encore :

Euzet (Gard). 13° à 18°. Catarrhes des voies respiratoires, dyspepsies, dermatoses sèches.

Guillon (Doubs). Eau transportée, très excitante. 13°. Névralgies rebelles, roideurs articulaires, syphilis, dermatoses, maladies utérines atoniques.

Castera-Verduzan (Gers) ; *Cambo* (Basses-Pyrénées), et deux sources de Bagnères de Bigorre, *Pinac* et *Labassère*. Toutes toniques et utiles dans les cas de lymphatisme ou de scrofule liés à la chloro-anémie.

Pierrefonds (Seine-et-Oise) ; *Batignolles* (Seine) ; *Belleville* (id.), qui ne sont usitées qu'en boisson.

Parmi les sulfurées calciques sédatives nous citerons :

Gréoulx (Basses-Alpes). 20° à 38°. Rhumatisme nerveux, névralgies, vieilles plaies, scrofulides, ulcères, catarrhes utérins.

Montmirail (Vaucluse). Dermatoses, catarrhes bronchiques, dysmennorrhée.

Les stations les plus usitées des sulfurées sont :

Barèges, Cauterets, Luchon, Enghien, Aix (Savoie), Eaux-Bonnes, Saint-Sauveur, etc.

CHAPITRE IV.

DES CHLORURÉES.

§ 1er.

Ces eaux ne sont guère employées qu'à l'extérieur.

Comme les sulfurées, au lieu de produire à la longue la *misère physiologique,* ainsi que le font les bicarbonatées, elles favorisent au contraire la *richesse physiologique.*

La différence qu'il y a entre les sulfurées et les chlorurées, c'est que les dernières ont sur l'organisme une action bien plus lente, mais bien moins fugace, bien plus durable et bien plus profonde que les premières. C'est pourquoi elles doivent être choisies lorsqu'il s'agit de combattre le lymphatisme accentué ou la scrofule invétérée, qui impriment si souvent aux individus *l'habitude scrofuleuse,* c'est-à-dire qu'ils ont les cheveux gros, foncés, roides et hérissés, le visage terreux et parsemé de poils noirs et rudes, le nez volumineux et épaté, la lèvre supérieure et quelquefois aussi l'inférieure grosse et comme bouffie, le corps ramassé et parfois énorme, l'intelligence peu développée, l'esprit paresseux, etc., tous caractères que l'on trouve assez souvent réunis sur le même individu, ù il y a torpidité et apathie au physique et au moral.

Cependant il n'est point rare de voir des sujets qui, tout en étant comme les premiers bruns ou blonds et très lymphatiques ou très scrofuleux, sont de complexion souvent très délicate, ont la taille élancée au lieu d'être ramassée, l'intelligence et l'esprit très actifs et très vifs.

C'est pour ces sujets, tous plus ou moins nerveux et assez fréquemment irritables ou névropathes, que les chlorurées faibles et calmantes, et même les sulfurées peu fortes ou tout à fait faibles et sédatives, sont indiquées. (Voy. p. 11, 12, 14.)

Il faut admettre trois espèces de chlorurées : les chlorurées sodiques simples, les chlorurées sodiques bicarbonatées, et les chlorurées sodiques sulfureuses.

§ 2.

Le chlorure de sodium est le principe dominant des eaux de la première espèce, qu'il convient de diviser en fortes, moyennes et faibles ou sédatives.

Chlorurées sodiques fortes.

Ces eaux, qui sont très énergiques et très excitantes, et qui doivent être évitées chez les individus sanguins ou nerveux, surtout s'ils sont prédisposés aux congestions actives ou aux accidents névropathiques, conviennent surtout aux sujets de complexion forte et apathique, à la condition qu'ils soient alcaliniques et non débiles.

Bains de mer. (Voy. p. 47.)

Balaruc (Hérault).

40° à 50°. Eau transportée, arsenicale. Paralysies apoplectiques, scrofule, rhumatismes, atrophie musculaire, fièvre intermittente, chlorose, diabète, lésions osseuses, articulaires, engorgement du foie, de l'utérus, etc.

Salins (Jura).

Froide. Spéciale dans les manifestations externes de la scrofule, comme l'impétigo, l'ecthyma.

Salies (Basses-Pyrénées).

Comme la précédente.

Lamotte-les-Bains (Isère).

58° à 60°. Paralysies apoplectiques, rhumatismes avec gonflement des jointures, atrophies musculaires, tumeurs blanches, engorgements ganglionnaires, utérins, ovariques et autres, chez des sujets dont le système cutané est pâle et sans vigueur, et lorsque ces lésions sont tout à fait atoniques.

Bourbonne (Haute-Marne).

50° à 58°. Très excitante, comme la précédente. On la transporte.

Rhumatismes avec gonflement des jointures, fractures et luxations avec déformation, blessures de guerre, paralysies apoplectiques, scrofule, abcès, fistules, fièvre intermittente, engorgements du foie, etc.

Chlorurées sodiques moyennes.

Employées dans les mêmes cas que les précédentes; seulement, étant moins fortes, elles sont en général mieux supportées par les sujets de complexion peu forte, ou nerveux, ou débiles, pourvu qu'ils ne soient ni irritables ni névropathes.

Bourbon-l'Archambault (Allier).

52°. Rhumatismes avec gonflements des jointures, paralysies, scrofule, abcès, carie, etc.

Châtel-Guyon (Puy-de-Dôme).

23° à 35°. Laxatives et ferrugineuses. Scrofule avec anémie, chlorose, etc., surtout quand il y a constipation.

Tercis (Landes).

33°. Chlorose, embarras gastrique, rhumatisme chronique, dermatoses.

Pouillon (id.). 20°. Fièvre intermittente, scrofule, vieux ulcères.

Préhac (id.). Froide. Rhumatismes, dermatoses, paralysies, névralgies.

Chlorurées sodiques faibles.

Ces eaux étant sédatives sont utilisées dans les névroses et tous les cas précédents de nature lymphatique ou scrofuleuse, accompagnés de débilité, de faiblesse de complexion ou de plus ou moins de névropathie.

Luxeuil (Haute-Loire).

20° à 55°. Eaux ferrugineuses. Rhumatisme musculaire, paralysie rhumatismale, gastralgie, entéralgie, névrose, surtout avec complication d'anémie.

Bourbon-Lancy (Saône-et-Loire).

28° à 56°. Rhumatismes nerveux, névralgie, névroses, chlorose, scrofule, abcès, affections parenchymateuses, lymphatiques ou scrofuleuses.

Bains (Vosges).

30° à 50°. Conviennent dans les mêmes cas que les précédentes, et surtout dans les formes externes de la scrofule : dermatoses, vieilles plaies, fistules, etc.

§ 3.

Chlorurées sodiques bicarbonatées.

Eaux des plus énergiques, où l'on peut envoyer les individus que l'on traite à Vichy et à Vals devenus cachectiques, même sanguins, à cause des bicarbonates alcalins qu'elles renferment, pourvu qu'ils ne soient ni débiles, ni de faibles complexion, ni irritables, ni névropathes.

La Bourboule (Puy-de Dôme).

30° à 52°. Transportée, arsenicale. Scrofule, rhumatisme avec lésions articulaires, fièvre intermittente, avec ou sans engorgements viscéraux, lymphatisme, faiblesse de constitution chez les enfants, chlorose, engorgements ganglionnaires, phthisie torpide, rachitisme, lésions osseuses et articulaires, coxalgie, dermatoses surtout sèches, psoriasis (suivant le docteur Noir, qui pratique à ces eaux), et probablement aussi icthyose, pityriasis, lichen, lèpre vulgaire et prurigo, si rebelles aux sulfurées, à toutes les fois que ces dermatoses ne sont pas symptomatiques de la goutte ou de la gravelle, ce qui arrive parfois.

Saint-Nectaire (Puy-de-Dôme).

20° à 40°. Moins énergiques que les précédentes, peuvent être utilisées dans les mêmes maladies, lorsqu'il s'agit de constitutions plus ou moins délicates et quelque peu nerveuses, et surtout quand l'appareil digestif est affecté.

Vic-le-Comte ou *Saint-Maurice* (id.)

16° à 34°. Dyspepsie, lymphatisme, scrofule, fièvre intermittente, chlorose, rachitisme, etc.

§ 4.

Chlorurées sodiques sulfureuses.

Les Eaux-Bonnes appartiennent plutôt à cette division des chlorurées qu'à la classe des sulfurées, et nous avons vu que la même chose existe pour plusieurs sources de Cauterets.

Ces eaux, comme les sulfurées calciques, sont très chlorurées, plus qu'elles cependant ; et comme leur base est ordinairement de la soude, elles sont aussi plus antidiathésiques.

Comme les sulfurées, elles conviennent surtout aux lésions membraneuses ou peu parenchymateuses, et spécialement aux lymphatiques et aux scrofuleux, en état de maladie ou simplement de faible constitution.

On devrait, dans ce dernier cas, prescrire plus souvent ces eaux transportées qu'on ne le fait, en donnant celles d'Eaux-Bonnes aux enfants, depuis une ou deux cuillerées par jour jusqu'à un demi-verre, ou même un verre lorsque l'appétit est bon et que les digestions se font bien, et celles de Mauhourat (Cauterets) quand il y a inappétence ou dyspepsie ; car ce serait un bon moyen de leur faire prendre du chlorure de sodium, sel si utile dans toutes les maladies de *misère physiologique*. (Voy. *Challes*, p. 34.)

Uriage (Isère).

26°. Dermatoses, rhumatisme, paralysie, fièvre intermittente, syphilis, affections catarrhales, etc.

Saint-Gervais (Savoie).

20° à 42°. Cette eau, de nature calmante, peut se prescrire dans les mêmes cas que les précédentes, même lorsqu'il y a névropathie ou facile irritabilité.

Bains de mer.

L'eau de la mer fait partie des chlorurées sodiques fortes ; et les bains de mer dépendent de la médication par les eaux de cette division des chlorurées. (Voy. p. 41, 42.)

Ces bains produisent donc dans l'économie cette excitation lente, mais énergique et profonde, qui est propre aux chlorurées ; de sorte que, comme elles, ils impriment aux tissus organiques cette vigueur profonde et durable sous l'influence de laquelle toutes les fonctions recouvrant leur énergie normale, les plaies et les ulcères atoniques se cicatrisent et les engorgements du tissu cellulaire, des articulations, des os, des glandes lymphatiques et des organes parenchymateux se résolvent, quand ils dépendent du lymphatisme ou de la scrofule et qu'ils affectent des sujets peu ou pas sanguins non névropathes, et plutôt dominés par l'alcalinisme que par l'acidisme.

Rien n'est efficace comme ces bains pour fortifier la constitution des enfants, depuis l'âge de cinq à six ans jusqu'à douze à quinze ans, c'est-à-dire avant l'établissement de la puberté, lorsqu'ils sont lymphatiques ou scrofuleux et encore exempts de localisations morbides accentuées, pourvu que leur complexion ne soit pas trop délicate et qu'ils ne soient pas débiles. Mais ce sont les chlorurées *thermales,* surtout faibles, qui doivent être préférées lorsque les enfants sont âgés de moins de cinq ans, ou qu'ils sont de trop faible complexion ou cacochymes.

Les sulfurées valent mieux que les bains de mer pour fortifier la constitution des jeunes gens des deux sexes arrivant à l'âge de la puberté ou déjà pubères. (Voy. p. 28.)

Passé l'époque de la vie dont nous avons parlé il y a un instant, comme pendant cette époque, jusqu'à quarante à cinquante ans, les bains de mer conviennent encore lorsque les sujets lymphatiques, non irritables, non névropathes, non débiles et de bonne complexion, sont atteints d'anémie, de chlorose, d'affections cutanées ou parenchymateuses de nature chlorotique ou scrofuleuse, comme les abcès, les fistules, les caries, l'impétigo, les engorgements articulaires, ganglionnaires, utérins, etc.; et non lorsqu'ils sont affectés de maladies des muqueuses ou des séreuses de nature rhumatismale, herpétique, catarrhale ou autre, ou qu'ils y sont prédisposés.

Règle générale, il ne faut jamais ordonner les bains de mer aux individus sujets à la goutte, au rhumatisme, aux catarrhes, aux angines, aux laryngites, aux rhumes, etc., ni à ceux qui sont prédisposés par hérédité à la diathèse tuberculeuse.

CHAPITRE V.

DES SULFATÉES.

(Voy. p. 15, 16).

Eaux usitées surtout à l'extérieur.

Beaucoup de sulfatées sont purgatives et ont une action spéciale sur le système abdominal, de sorte qu'elles conviennent d'une manière toute particulière, en boisson alors, dans le cas de veinosité ou de pléthore abdominale, c'est-à-dire dans l'état hémorrhoïdaire lié ou non à la constipation, et si souvent accompagné d'engorgement du foie et autres organes, qu'il y ait ou non complication de gravelle. C'est surtout en Allemagne que l'on trouve cette catégorie d'eaux sulfatées; cependant nous avons en France Miers (Lot), la source sulfatée magnésique dite *Eau verte* de Montmirail (Vaucluse), et Aulus (Ariége), qui nous permettent, si nous le voulons, de ne pas être tributaire de l'étranger sous ce rapport.

Les eaux de Sedlitz contiennent environ 30 grammes de sulfate de magnésie et de sulfate de soude par litre, et coûtent 1 fr. 50 c.; celle de Montmirail (Eau verte) en contient environ 15, et ne coûte que la moitié. Donc ordonnons à nos malades cette eau, qui constitue un agent laxatif et purgatif certain et utile.

Ainsi, nervosisme, soit idiopathique, soit symptomatique, se rencontrant principalement chez des femmes, et état hémorrhoïdaire existant surtout chez des hommes, telles sont les applications des sulfatées qui, comme les bicarbonatées, agissent d'une manière directe sur les états morbides qu'elles modifient au lieu de le faire indirectement par substitution, comme cela a lieu pour les sulfurées et pour les chlorurées.

Nous avons dans cette classe trois espèces d'eau :

1° Les sulfatées sodiques :

Plombières (Vosges).

Sources froides, tièdes et très chaudes. On la transporte. Eau arsenicale. Gastralgie, entéralgie et toutes affections douloureuses intérnes de nature rhumatismale. Rhumatisme externe, paralysie rhumatismale, fièvre intermittente, dermatoses sèches, dyspepsie, engorgements du foie, catarrhe vésical, métrite ; surtout chez les sujets dont le système cutané est dans l'atonie.

Évaux (Creuse). 25° à 55°. Les parcelles d'iode qu'elle renferme la font recommander aux névropathes rhumatisants lymphatiques ou scrofuleux.

Miers (Lot). Froide, transportée. Laxative, agit sur le système abdominal. État hémorrhoïdaire avec engorgement du foie, constipation.

2° Les sulfatées calciques :

Bagnères de Bigorre (Hautes-Pyrénées).

Sédative, laxative, tonique, transportée. Utile

chez les femmes atteintes de névropathie anémique avec constipation, compliquée ou non d'affection utérine, surtout vers l'âge de retour. Chlorose lymphatique ou scrofuleuse, même avec abcès scrofuleux, carie, etc. Il convient de ne rechercher les eaux peu actives de Bigorre que lorsqu'il y a à combattre plutôt le nervosisme que toute autre affection.

Encausse (Haute-Garonne). 22°. Fièvres intermittentes, affections utérines avec phénomènes inflammatoires ou nerveux irritables.

Siradan (Hautes-Pyrénées). Froides, sédatives reconstituantes. Eaux digestives, chez les individus débilités et névropathes affectés de dyspepsie, d'anémie, de gravelle ou de catarrhe vésical.

Capvern (Hautes-Pyrénées). 24°. Transportée. Sédative reconstituante, comme la précédente. Maladies de l'estomac, du foie, de la vessie, goutte, diabète, anémie, affections utérines, etc.; à toutes les fois que l'élément nerveux-anémique l'emporte sur les symptômes véritablement diathésiques.

Andinac (Ariége). Dyspepsies et catarrhes urinaires des individus névropathiques.

Aulus (Ariége). Transportée. Dyspepsie, congestion du foie, maladies des organes génito-urinaires, gravelle, syphilis, surtout quand il y a complication de névropathie.

Contrexeville (Vosges). Eau transportée. Catarrhe de l'appareil urinaire, surtout lorsqu'il y a complication de gravelle blanche, phosphatique.

Saint-Amand (Nord). 20°. C'est surtout de bains de boue que l'on y fait usage, dans les cas de rhumatismes chroniques, lorsque c'est plutôt l'état local que l'état général qui a besoin d'être traité.

Cransac (Aveyron). Chlorose, diarrhée, dysenterie, fièvres intermittentes, compliquées d'anémie névropathique.

Propiac (Drôme). Dyspepsie gastro-intestinale, maladies de la peau.

Vittel (Vosges). Laxative, catarrhe vésical avec gravelle phosphatique et constipation.

3° Les sulfatées magnésiques :

Montmirail (Vaucluse).

Nous avons déjà cité Montmirail à propos des sulfurées calciques (p. 39). Ici, nous le citons pour sa source sulfatée magnésique, capable de rivaliser avec les eaux allemandes de Sedlitz, d'Epsom, etc., comme nous l'avons déjà dit page 50.

Dax (Landes), station d'hiver.

30° à 60°. Bains de boue, comme à Saint-Amand. Rhumatismes, fractures, luxations, dermatoses, catarrhes des sujets irritables ou névropathes.

Ginoles (Aude) ; *Sermaize* (Marne). Sources laxatives.

3.

Les stations les plus fréquentées de cette classe sont celles de Plombières, de Bagnère de Bigorre, de Capvern, de Contrexeville et de Dax.

Il ne faut pas perdre de vue que les eaux sédatives ou calmantes, qu'elles soient bicarbonatées, sulfurées, chlorurées ou sulfatées, sont généralement peu actives ; il ne faut donc les prescrire que lorsqu'il y a plus à se préoccuper de la débilité, de l'irritabilité ou du nervosisme du sujet que de son état morbide diathésique ou autre.

CHAPITRE VI.

DES FERRUGINEUSES.

(Voy. p. 17, 18, 19.)

Les eaux de Bussang, de Chateldon, de Saint-Alban, d'Orezza, etc., sont d'excellentes eaux digestives et de table dans la chloro-anémie idiopathique ou symptomatique.

Châteauneuf (Puy-de-Dôme). 12° à 37°. Rhumatisme musculaire et nerveux.

La Malou (Hérault). 16° à 35°. Rhumatismes nerveux, paralysies nerveuses, paraplégiques et autres, chez les névropathes, les chloro-anémiques et les convalescents.

Barbotan (Gers). 30° à 35°. Comme à Dax et à Saint-Amand, il y a des bains de boue à cette station, où l'on traite les engorgements articulaires, les ankyloses, les suites de fractures, d'entorses, de luxation et le rhumatisme.

Saint-Alban (Loire). 17°. Asthmatiques nerveux, que l'on traite par le gaz acide carbonique; engorgements du foie, gravelle, calculs biliaires, dyspepsie, gastralgie, néphrite calculeuse, catarrhe de vessie, impétigo, acné, eczéma.

Château-Gontier (Mayenne). Froide. Dyspepsie, catarrhe vésical, gravelle, chloro-anémie.

Rennes (Aude). 12° à 50°. Sources sédatives pour les névropathes, chlorurées pour les lymphatiques et les scrofuleux, et excitantes et résolutives pour les engorgements atoniques viscéraux et autres des sujets non nerveux.

Cransac (Aveyron). (Voy. p. 53.)

La Trollière (Allier). Catarrhes bronchiques, maladies des voies urinaires de nature graveleuse, diarrhée chronique.

Neyrac (Ardèche). Dermatoses des chloro-anémiques.

Campagne (Aude). Spéciale dans la fièvre intermittente.

Sylvanès (Aveyron). Diarrhée chronique, leucorrhée, gravelle.

Andabre (id). Eaux bicarbonatées sodiques ferrugineuses, comme les sources ferrugineuses de Vichy et de Vals, mais qui, étant moins alcalines et plus ferrugineuses, conviennent mieux dans les affections entièrement dominées par la chloro-anémie.

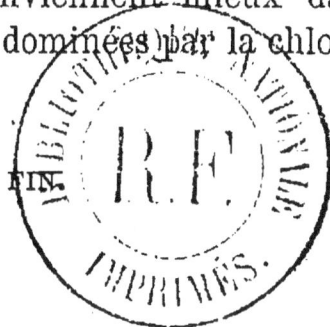

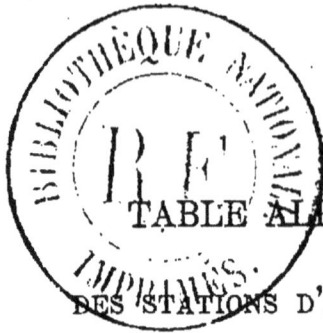

TABLE ALPHABÉTIQUE

DES STATIONS D'EAUX MINÉRALES.

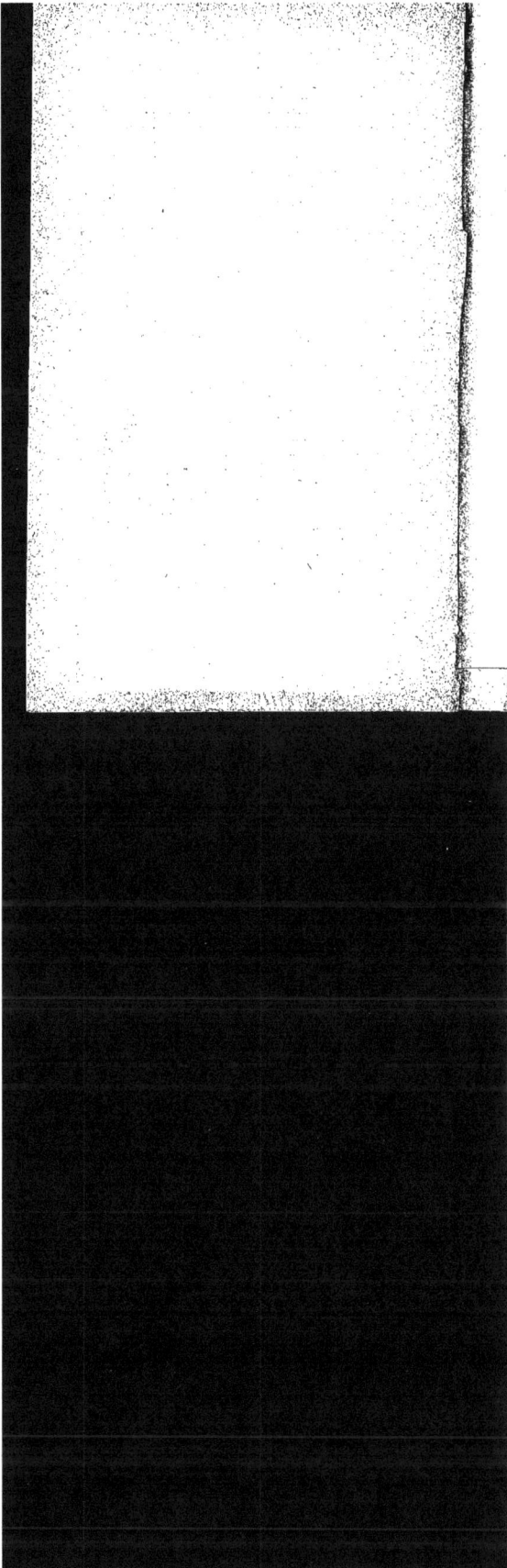

TABLE DES MALADIES MENTIONNÉES DANS CET OUVRAGE

www.ingramcontent.com/pod-product-compliance
Lightning Source LLC
Chambersburg PA
CBHW070805210326
41520CB00011B/1832